Fascicule résumant l'essentiel des associations alimentaires et du processus de digestion.

Brigitte de Mantes

À TAAAAABLE !!!

Guideline des
Combinaisons alimentaires
sans contraintes

Satanée ménopause !

Maigrir je n'y croyais plus, et pourtant... !!

A Karine de Los Angeles,

A Johnny, l'éternel...

AVANT-PROPOS

> *Je te promets la clé des secrets de mon âme,*
> *Je te promets ma vie de mes rires à mes larmes,*
> *Je te promets le feu à la place des armes,*
> *Plus jamais des adieux rien que des au-revoir.*
> *Jean-Jacques Goldman*

Satanée ménopause ! Maigrir je n'y croyais plus, et pourtant... !!

Et oui ! Et pourtant c'est arrivé !! A l'heure où j'écris ces lignes, j'ai moi-même du mal à réaliser que j'ai perdu à ce jour, 15 kg en 5 mois. Je ne suis ni médecin, ni nutritionniste, mais simple témoin d'un vécu. Je vais vous raconter comment et pourquoi c'est arrivé ; c'est un témoignage que j'apporte, non pas une solution remède pour tous.

Ce que j'ai fait, il est certain que cela ne marchera pas pour tout le monde mais cela marchera forcément pour une partie d'entre vous qui me lisez. Il y aura obligatoirement des personnes qui seront réceptives à la discipline alimentaire naturelle que j'ai adoptée, déjà connue et reconnue. Je suis tout simplement un exemple concret de la réussite d'une nutrition équilibrée et saine, sans comprimé, crème ou potion miracles !

Ces quelques pages n'ont d'autre prétention que d'apporter un témoignage d'une réussite vécue par moi-même qui pourrait encourager d'autres femmes à faire pareil et retrouver une jolie silhouette. Ne vous attendez pas à ressembler à Miss France, non non, simplement perdre quelques kilos en trop, juste cela comme objectif, pour être mieux dans son corps, dans sa tête et dans sa vie, retrouver le plaisir de s'habiller, avoir le choix pour s'habiller ! C'est énorme (sans jeu de mots !). Un contentement modeste mais tellement incroyablement salvateur.

Je vais commencer par résumer le cheminement intellectuel et moral de ces dernières années, à partir de ma ménopause à 50 ans jusqu'à aujourd'hui à 60 ans. Il faut comprendre comment mon amincissement miraculeux a pu se produire, cette libération inimaginable, inespérée, due à une philosophie nutritionnelle qui est la mienne aujourd'hui.

INTRODUCTION

Je fus une jeune fille, une jeune femme, une femme, mince, même si l'évolution de l'âge, agrémentée par deux grossesses, m'a amenée vers 40 ans à passer de la taille 38 au 40 ou 42. Il n'empêche que je faisais partie des femmes minces et enviées par celles qui ne l'étaient pas, jusqu'à l'approche de mes 50 ans. Les 5 années qui les précédèrent ont été une lente évolution biologique du corps pendant lesquelles je remarquais la difficulté grandissante à perdre le surplus de poids pris après un excès, parfois répété, comme en période des fêtes de fin d'année qui perdurent avec le mois de janvier et ses galettes des rois.

Bien souvent la semaine de ski qui suivait, pendant laquelle raclettes et tartiflettes à répétition n'arrangeaient rien, m'octroyait quelques kilos supplémentaires devenant de plus en plus difficiles à perdre avec un « petit régime ». Celui qui jusqu'alors était efficace, se transforma en régime drastique, mais hélas inopérant passé le couperet des 50 ans. Avec les bougies arrive la ménopause, la terrible, la diablesse, la sournoise, responsable d'une prise de poids biologique incontrôlable !!

Alors c'est la valse des tourments obsessionnels des kilos à perdre à tout prix. Je suis passée de « faire attention » à faire des régimes et massages successifs. Malgré cela les kilos s'ajoutaient semaine après semaine sur l'écran de la balance. Cet appareil devint tour à tour l'objet de réflexions variées : « *Oh elle ne marche pas, c'est pas possible !... Elle se dérègle sans arrêt ! ... Un coup c'est 68kg un coup 70kg !... Pourtant j'en ai pris une chère !... »*. Puis, on compare avec d'autres balances, dont l'écran n'est pas plus clément, la décision de ne plus se peser prend forme (elle aussi...).

Mais... Les vêtements devenus étriqués et moqueurs me rappelaient sans cesse à l'évidence. Le pantalon que je ne fermais plus, la jupe boudinante, le sous pull qui ondulait furieusement entre les seins et la taille !! Les seins du reste, qui deviennent des pastèques, les slips qui rentrent dans la raie des fesses, roulant sur eux-mêmes, entraînant le collant (et oui, lui aussi) sous le ventre, devenu imposant et moche, le tout impliquant un renouvellement des sous-vêtements en même temps que la garde-robe !

Et le temps passe, toujours avec ses grammes supplémentaires qui deviennent des kilos supplémentaires au fil des mois, sans que l'on puisse faire quoi que ce soit contre ce phénomène injuste et subit qui rapidement change la vie, vous conduisant vers un mal être jusqu'alors inconnu. Les vêtements sont révélateurs de cet embonpoint qui empire régulièrement. Je me demandais quand cela s'arrêterait ! Je me sentais impuissante car toute tentative pour maigrir était soit éphémère ou se soldait par un échec.

Je ne voyais plus quoi inventer. Je n'ai jamais aimé le sucré ; je mange mes yaourts, je bois mon café sans sucre et depuis toujours, même lorsque je faisais 52kg à 18 ans !! Ce n'est donc pas une privation mais vraiment une question de goût, de plus je ne craque pas devant les pâtisseries, au restaurant je préfère le fromage blanc à un quelconque gâteau, mes repas sont sans excès quantitatif, hormis les invitations ponctuelles entre amis ou les restos, et je ne mange pas entre ceux-ci, je n'en ressens pas le besoin ni la faim. Alors pourquoi tant de haine !!

J'ai toujours fait du sport, j'ai toujours bougé mon corps, gym, aérobic, danse, steps, etc... Lorsque je voyais une femme un peu dodue ou qui le devenait et s'en plaignait, je me disais : *Et bien fais du sport ma vieille ! Y a pas de secret ! Il faut bouger pour garder la forme et les formes !* Oui c'est vrai, et cela je l'ai vérifié des années durant, mais... La ménopause veille à vous donner tort sur ce point ensuite, car rien n'y faisait plus !! Je pouvais me démener comme une diablesse avec mes haltères, mon vélo, ma gym etc..., rien n'a pu contrer cet embonpoint hormonal. Le découragement m'a envahi au plus haut point.

Durant cette période de « ménopause grossissante », mon seul réconfort était que je n'étais pas seule dans cette situation. Des collègues et des amies vivaient la même épreuve des bourrelets nouveaux !! J'étais même mieux lotie, car seule la prise de poids avait accompagné ma ménopause. Certaines avaient en plus, les sempiternelles bouffées de chaleur incontrôlables qui surgissaient au moment où elles s'y attendaient le moins. En pleine conversation, je les voyais devenir rouges et transpirantes. Elles avaient des nuits blanches baignant dans la sueur !

Les états d'âmes évoluent avec la situation : je suis passée par la surprise, l'incompréhension, l'injustice, la colère, le découragement, et inévitablement la capitulation face à la fatalité. Car il fallait bien à un moment, évoluer mentalement ! Puisqu'il était évident que rien n'y faisait il fallait l'accepter pour mon bien-être moral. Alors j'ai cessé de me peser pendant longtemps, mon seul repère était mes vêtements. Mon poids s'est ensuite stabilisé (à peu près...). Mais en 10 ans j'avais pris environ une vingtaine de kilos, voire plus. Ainsi soit-il...

Les pulls amples et les pantalons adaptés avaient pris la place de mes tee shirt et jupes ajustés. Mes maillots de bains et sous-vêtements avaient rejoint le club des grandes tailles pour lesquelles mes yeux s'écarquillaient les décennies précédentes, lorsqu'ils voyaient sur les fils à linge de mes voisins de balcon pendant les vacances, les mêmes qui séchaient, que je n'imaginais pas devoir porter un jour. Adieu les dessous chics...

L'évolution de la vie mène aussi, un jour, vers la cessation d'activité professionnelle que j'ai pu acquérir il y a 3 ans grâce à un plan de départ mis en place par mon employeur, anticipant une retraite elle-même anticipée pour carrière longue. Du jour au lendemain, j'ai eu du temps en plus et sans doute un stress inconscient jusque là, en moins. Je me suis mise à ne faire que ce que j'avais envie de faire. J'ai continué à me bouger en faisant de l'aquagym trois fois par semaine, et en conservant mon cours de danse hebdomadaire.

Dix ans ont passé depuis ma ménopause, jusqu'à juin de cette année 2017 où tout a changé.

SERENDIPITE
Ou l'art de trouver par hasard ce que l'on ne cherchait pas (ou plus) !

Dans mes projets, un voyage dans l'ouest des États-Unis me tenait à cœur. Ayant un mari qui a une peur bleue de l'avion, je suis partie avec une amie pour le pays des cow-boys. Ce fut un superbe voyage managé par une guide, Karine, française d'origine philippine, expatriée depuis 10 ou 15 ans aux États-Unis. Elle avait la particularité d'être très mince ! Ceci étant dû probablement en partie à ses origines, car la plupart des asiatiques sont plutôt menus, mais également à une parfaite hygiène alimentaire.

Lorsque Karine était devenue guide après plusieurs petits boulots, elle avait décidé qu'elle éviterait autant que possible de manger comme ses clients de passage, bannissant tous les sodas, desserts, gâteaux hyper sucrés et chimiques ainsi que les hamburgers richissimes en calories ; Ce que des touristes mangeaient durant une douzaine de jours, il était hors de question qu'elle l'ingurgite à longueur d'année, c'était une question de survie !!

En ce qui me concerne durant ce voyage, je n'ai bu ni soda ni coca et n'ai mangé aucune pâtisseries locales, véritables feux d'artifices de gélatine verte, rouge, chimiques et archi-sucrées, cela sans effort ni privation, car je le rappelle, je n'aime pas le sucré. Je buvais donc de l'eau, très peu de vin car trop cher, et de temps à autre une bière.

J'ai ciblé mon alimentation sur les plats principaux disponibles dans les buffets, l'éventail était large que ce soit en viande ou poisson et légumes. Il y avait toujours moyen de s'en sortir à peu près ! Mon seul regret était l'absence totale de fromage !! Ah mon fromage !! Quelle misère ! Rien, ni fromage ni yaourts, peu de laitage en fait, quant au pain, quasiment inexistant ! Seul du pain brioché, plutôt adapté au petit déjeuner, garnissait modérément les buffets. Je me suis donc passée de tout cela pendant douze jours.

La majorité des participants à ce voyage était retraitée. Les femmes, ménopausées donc, un peu enrobées également. Il va sans dire que toutes (même les hommes...) étaient intéressées par le secret minceur de Karine au-delà de ses origines.

Le dernier jour du circuit, elle nous avait toutes et tous réunis pour nous dicter son secret minceur que je vais appelé son « guideline ». Des collègues guides et chauffeurs de car, avaient déjà bénéficié de ses conseils nutritionnels, lesquels avaient en quelques mois perdu tous les kilos qui font que les Californiens sont en majorité obèses. Nous avions tous pu le vérifier, surtout à Las Vegas où la population de touristes américains est incroyablement obèse, parents comme enfants, se gavant de tout ce qui pouvait leur être nuisible et qui moi m'écœurait. Nous sommes donc tous retournés en France avec notre bout de papier miracle !!

Rentrée à la maison, l'instant de vérité s'annonçait, il fallait bien passer sur la balance... pour voir..., car malgré un minimum d'attention, sans me priver non plus, sur ce que j'avais mangé aux États-Unis, il me paraissait impossible de ne pas avoir pris de poids dans ce pays où l'obésité est un fléau, et lors d'un circuit touristique où tout est à disposition.

Quelle ne fut pas ma surprise de constater que j'avais perdu deux kilos !! Et sans chercher à les perdre en plus !! Je suis restée perplexe un moment, je suis remontée sur la balance deux fois, puis sur une autre pour vérifier. Mais non je ne rêvais pas, j'avais bien perdu deux kilos !!

L'analyse fut simple : pas de fromage, pas de laitage en général et pas de pain pendant 12 jours. Ces seuls éléments en moins m'avaient permis de perdre 2 kg, cela me paraissait incroyable ! Le guideline de Karine était donc positif ?! Ces éléments alimentaires étaient effectivement rarissimes dans ses recommandations alimentaires.

Cela m'aurait paru impossible deux semaines auparavant de me passer de fromage, yaourt, fromage blanc, et de bon pain frais ! Hum !! Le tout sans restriction dans ma vie courante. Je ne faisais pas de repas gargantuesques, ni d'écart entre les repas mais en revanche je finissais toujours ceux-ci par du fromage, plusieurs sortes parfois, avec du pain, un yaourt, voire un fruit en plus, pour terminer.

Et voilà que sans mon péché mignon, qui me semblait sain et pas si calorique que ça, j'avais perdu du poids !! Alors l'idée d'un possible amaigrissement, moi qui n'y croyais plus, ultime espoir, s'installa dans ma tête ; pourquoi je n'essayerais pas ? Appliquons le guideline complet de Karine jusqu'à la fin du mois, soit deux semaines, et on verra bien !

Ce jour-là, je repris mon bout de papier sur lequel j'avais brièvement noté sans trop y croire les recommandations de Karine. Ce guideline reprenait en gros les lignes directrices d'une règle nutritionnelle connue, basée sur les associations alimentaires. Il me revint effectivement en mémoire qu'un cousin de mon mari l'avait appliquée à la lettre, perdant ainsi une vingtaine de kilos, j'avais d'ailleurs à l'époque acheté un livre sur le sujet sans y accorder en définitive l'attention qu'il méritait ; je remis la main dessus et me mis à le lire, sérieusement !

Ce livre explique très bien le processus de digestion, les enzymes qui interviennent dans son fonctionnement, et ceux qui s'opposent. De plus un lexique en fin d'ouvrage, récapitule la majorité d'associations alimentaires correctes ou incorrectes. Après consultation sur internet, il s'avère que des ouvrages plus récents, partageant la même philosophie sur les combinaisons alimentaires, sont à disposition sur les sites de vente les plus connus.

Je me garderais bien d'avoir une approche aussi scientifique, fouillée et détaillée. Ce n'est pas mon propos ni dans mes compétences. Comme je l'ai déjà évoqué, mon objectif est de témoigner sur l'efficacité de cette discipline alimentaire, qui n'a aucun aspect dangereux puisqu'elle est 100% naturelle, d'autant que les nutritionnistes donnent ces mêmes recommandations alimentaires. Je vais simplement résumer, simplement, avec mes mots et mon savoir acquis après documentation, le basique du processus de digestion.

DIGESTION

Les principaux aspects du processus digestif commencent par la bouche, la salive contenant une importante enzyme appelée *ptyaline* qui pré-digère les amidons cuits d'où l'importance de bien mastiquer afin que celle-ci remplisse pleinement son office et facilite les phases digestives suivantes.

Intervient ensuite la *pepsine* (en plus de l'acide chlorhydrique) secrétée par l'estomac et qui attaque les protéines. L'estomac adapte ses secrétions aux substances qu'il ingère, de telle sorte que un repas riche en protéines déclenche une forte poussée d'acidité gastrique dont l'intensité sera différente si le repas est riche en amidons, les sucs digestifs ont donc une composition différente selon que l'on ingère des aliments protéiques comme la viande, le poisson, les œufs, le laitage.

La digestion s'achève dans l'intestin grâce aux enzymes sécrétées par les glandes qui s'y trouvent et grâce au suc pancréatique contenant trois enzymes principales : *l'amylase* (digérant les amidons), la *lipase* (dissociant les lipides) et la *trypsine* (décomposant les chaînes protéiques).

Le principe des combinaisons alimentaires correctes maintient l'équilibre du mécanisme digestif. La nature des aliments que nous ingérons détermine celle des sucs digestifs déversés sur eux, c'est pourquoi absorber en même temps des aliments, dont les exigences digestives diffèrent ou s'opposent, entraîne des dysfonctionnements qui influent sur notre équilibre. Il faut vivre en accord avec notre corps.

Il existe un grand nombre d'enzymes, intervenant dans le circuit de la digestion. Il est à mon sens inutile de rentrer dans le détail pour les novices que nous sommes. Ce surplus d'informations techniques et scientifiques, disponibles dans la plupart des livres que j'évoquais précédemment, ainsi que sur le net et principalement Wikipedia, n'apporterait qu'une abondance inutile de noms et processus savants, source de confusion.

Ce n'est pas le but de ce fascicule condensé qui se veut compréhensible et sans complication technique supplémentaire. La complexité du sujet appartient aux professionnels de santé auxquels je ne peux me substituer.

L'explication ci-dessus est synthétique et succincte afin de comprendre les principes généraux de la digestion qui a une très grande importance dans l'élimination naturelle de ce que nous ingérons et justifier le bien fondé de cette hygiène alimentaire.

- ## Système digestif

Formé du tube digestif et des glandes accessoires, l'appareil digestif est un long tube qui se prolonge, de la bouche à l'anus, sur près de 9 mètres. Outre ces deux orifices, il comprend le pharynx, l'œsophage, l'estomac, l'intestin grêle et le gros intestin ou le côlon.

Le système digestif transforme la nourriture ingérée de façon à rendre les éléments nutritifs sous une forme utilisable pour l'organisme. Le processus de digestion commence dès que la nourriture pénètre dans la bouche.

Quand on mange, les aliments sont mâchés et transformés grâce aux enzymes digestives. Les aliments sont transformés en molécules plus petites pour être absorbées dans la circulation sanguine via l'intestin grêle. Les résidus alimentaires, s'ils ne sont pas absorbés dans le gros intestin, seront ensuite éliminés par le corps sous forme de selles.

Image Wikipédia

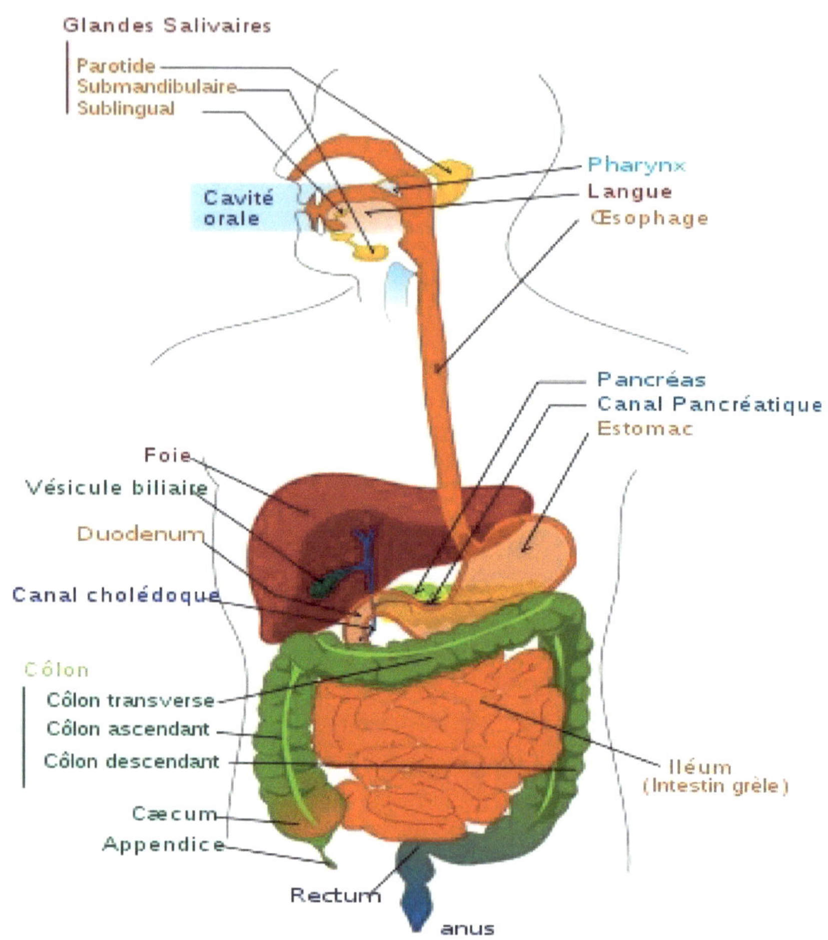

	ORGANES	LIQUIDES BIOLOGIQUES
Aliments	**Bouche**	**Salive**
	Pharynx	
Contient une enzyme importante, la ptyaline, ainsi que l'amylase, qui entament la digestion de l'amidon.		
Bol alimentaire	**Œsophage**	**Voie de passage**
Chyme	**Estomac**	**Sucs gastriques**
Composés d'acide chlorhydrique et d'enzymes peptidiques qui digèrent les protéines.		
Chyle (Nutriments)	**Intestin grêle**	**Bile Suc pancréatique Suc intestinal**
Diverses enzymes, dont la trypsine, la lipase, l'amylase pancréatique, la chymotrypsine, et des enzymes nucléolytiques, dans l'intestin grêle. Glucides - lipides - protéines		
	Gros intestin	
	Anus	

Les aliments portent successivement le nom de : contenu gastrique, chyme et chyle alimentaires. Dans ce tube digestif diverses opérations mécaniques et chimiques vont transformer la nourriture en nutriments utilisés par l'organisme pour assurer l'entretien, le fonctionnement métabolique et physiologique d'un individu, notamment de son développement et de sa croissance.

Chyme

Pâte constituée, grâce au malaxage et broyage de l'estomac, de nourriture partiellement digérée, d'eau, d'acide chlorhydrique, et de diverses enzymes de la digestion. L'estomac digère la nourriture en chyme dans une durée comprise entre quarante minutes (*Si **non** mélangés, certains liquides peuvent être digérés en 30 à 45 min*) et quelques heures.

Chyle

Liquide constitué du mélange des graisses et des sucs digestifs absorbés dans le jéjunum et l'iléon, ainsi que de la lymphe. Le jéjunum est la partie centrale de l'intestin grêle, en aval du duodénum et en amont de l'iléon.

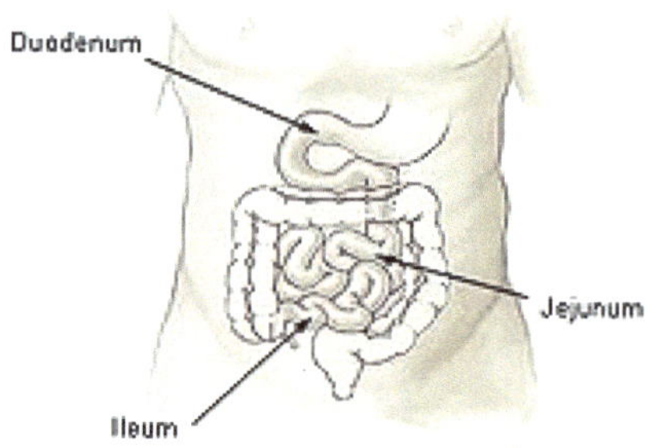

- ## Les enzymes principaux

ORGANES	ENZYMES	ALIMENTS
Bouche	Ptyaline - Amylase	Amidons
Estomac	Pepsine – Lipase	Protéines et graisses
Intestin	Amylase – Trypsine – Lipase pancréatiques...	Résidus des aliments protéiques et gras pré-digérés par l'estomac

Il existe donc des associations alimentaires incompatibles avec nos mécanismes de digestion, mais qui ne sont pas nocifs pour autant ! Et d'autres qui sont parfaitement compatibles. Il s'agit d'utiliser au mieux notre appareil digestif en choisissant des aliments complémentaires qui n'impliquent pas des mécanismes de digestions contraires.

- ## Les aliments

Exemple d'aliments amylacés (amidon)	Aliments protéiques (protéines)
Céréales, pommes de terre, pâtes, riz, haricots blanc, bananes etc...	Viandes – poissons - œufs – produits laitiers
L'association de ces deux catégories est incorrecte. Avec les sucres simples, il faut attendre 4h que la digestion arrive à son terme pour manger fruits et sucrerie.	

Dans le synoptique nous avons vu que les protéines impliquent une hausse de l'acidité gastrique. La *ptyaline* n'étant plus active au niveau de l'estomac, celui-ci cesse donc de digérer les <u>amylacés</u> et leurs résidus interfèrent de ce fait l'action de la *pepsine*. Les aliments <u>protéiques</u> ne sont donc à leur tour que partiellement digérés.

❖

REMARQUES

Ce guideline n'est cependant pas un hymne à la privation, surtout pas, tout est permis car il faut manger de tout, mais pas ensemble et en quantité raisonnable. Il représente un indicateur de combinaisons alimentaires qui ont pour but de rapprocher les aliments compatibles entre eux au cours d'un même repas. Ces associations optimisent les processus métaboliques de l'organisme, permettant d'assimiler au mieux ce que l'on mange et ainsi d'avoir une meilleure digestion.

Si j'ai fait le choix de ne plus ou très rarement manger de laitages, c'est que force est de constater qu'ils m'étaient trop profitables, ce n'est pas le cas de tout le monde, je parle dans ce fascicule uniquement de mon expérience personnelle.
Je compense l'apport en calcium nécessaire aux os, en consommant 1 litre d'eau riche en calcium (Contrex, Courmayeur).

❖

LE GUIDELINE DE KARINE

Qu'on me donne l'envie,
L'envie d'avoir envie...
Qu'on allume ma vie !
Jean-Jacques Goldman

Principes de base

- Le repas du matin s'élimine à 100%, celui du midi à 50% et celui du soir 25%, d'où l'importance de manger léger le soir en règle générale.

- Tout ne se digère pas de la même façon ni à la même vitesse. Pour que la digestion totale arrive à son terme, il faut 4 heures.

- Entre chaque repas attendre 4 heures que la digestion soit faite pour passer au suivant, par exemple entre le déjeuner et le goûter, attendre 4 heures, entre ce dernier et le dîner attendre 4 heures.

- Idem pour le sucré, attendre 4 heures que la digestion du salé soit faite pour manger du sucré. Ou bien 30 mns avant le repas ou en en-cas, au goûter par exemple.

- Accompagner ses repas de pain complet.

Il ne faut pas « noyer le moteur » par un apport alimentaire abondant et rapproché, le respect de l'automatisme de digestion est important. Le corps est une mécanique parfaitement bien organisée, il faut le laisser maître de son processus.

Matín :

- <u>Boire un verre d'eau a jeun</u>

Il n'est pas recommandé de prendre son café l'estomac vide, car celui-ci stimule la sécrétion acide de l'estomac, la production de bile et le péristaltisme intestinal qui correspond aux contractions musculaires, permettant au contenu d'un organe creux de progresser de l'amont vers l'aval. On parle de péristaltisme intestinal lorsqu'il s'agit du contenu du tube digestif. C'est ce phénomène qui est à l'origine du transit intestinal. Il est beaucoup plus profitable de boire son café en fin de repas car c'est le moment idéal pour activer tous les mécanismes digestifs.

- <u>Manger un fruit ou du fromage</u>

Si vous mangez des fruits l'estomac vide, cela jouera un rôle majeur pour détoxifier votre système, vous fournissant une grande énergie pour la perte de poids et d'autres activités de la vie. Le fruit a jeun est prêt à traverser l'intestin. Si vous mangez du pain et ensuite un fruit, celui-ci est empêché par le pain que vous avez mangé avant le fruit. Le pain et le fruit pourrissent, fermentent et se transforment en acide.

Dès l'instant où le fruit entre en contact avec la nourriture dans l'estomac et les sucs digestifs, toute la masse de nourriture commence à se gâter. Alors, mangez vos fruits le «ventre vide».

- <u>Seulement après, prendre son café ou thé</u>

Le pain blanc est préparé principalement à partir de farine de blé T55 (le son et les germes sont retirés au moment du raffinage), tandis que le pain complet, lui, est préparé à partir de farine complète voire intégrale (T80 à T150), il conserve ainsi le son et les germes de blé.

Le pain blanc, dépourvu de fibres, est pauvre en nutriments et n'apporte rien de bon. A contrario, le pain complet est un bon apport de sucres lents, grâce aux fibres qu'il contient. Il facilite le transit et l'énergie absorbée est ainsi diffusée plus lentement dans le sang et pour plus longtemps. Des tartines de pain complet au petit déjeuner, évitent le petit creux de 11h, ou des biscottes.
Le tout, beurré, Confituré...

- <u>Beurre – margarine</u>

Il faut manger de tout en quantité raisonnable. Pas question de s'en priver totalement, car les matières grasses sont essentielles au bon fonctionnement de notre organisme... La margarine renferme autant de matières grasses que le beurre. Elle est aussi grasse et donc aussi calorique. 100 g de beurre ou 100 g de margarine apporte 740 Kcal et 83 % de graisses, d'origine laitière pour l'une, d'origine végétale pour l'autre. Des atouts nutritionnels différents les caractérisent qui justifient leur place dans une alimentation équilibrée.

➢ La **margarine** qui présente une consistance molle contient des acides gras insaturés et peu d'acides gras saturés dont le rôle dans la prévention des maladies cardiovasculaires est connu.

➢ Le **beurre** est riche en acides gras saturés. A l'exception des personnes présentant un excès de cholestérol sanguin et qui, sur avis médical, doivent en réduire la consommation, il n'est pas nécessaire d'exclure le beurre de son alimentation.
Le beurre est une des meilleures sources de vitamine A de notre alimentation et fournit des vitamines A et D naturelles alors que la margarine en est dépourvue sauf si elle est enrichie.

Repas midi ou soir :

- Il faut <u>adopter le principe du plat unique</u>. Pas d'entrée, sauf à flatter notre palais et notre gourmandise, elle n'est pas nécessaire. On mange trop. Le plat unique suffit.

- Attendre 4 heures que la digestion du salé soit faite, avant de manger du sucré.

- Ne pas mélanger les protéines et les féculents, c'est-à-dire ne pas associer viande, poisson, œuf, laitage avec les pommes de terre, pâtes, riz, etc... mais avec les légumes non amylacés, dits verts : haricots verts, endives, champignons, carottes, poivrons, courgettes etc...

Si vous souhaitez manger des féculents c'est donc sans accompagnement animal mais avec des légumes verts.
<u>Exemple :</u>
- Pommes de terre + carottes et plus...
- Pâtes + haricots verts et plus...

Boissons :

- Le mieux c'est bien entendu de l'eau, mais le vin n'est pas banni s'il est consommé de temps à autre et avec modération.

- L'apéritif doit bien sûr rester occasionnel et modéré, éventuellement le week-end mais surtout pas quotidien.

- Thé, café, tisane (peu ou pas sucré).

- Bannir tout soda et boisson trop riche en sucre.

Fromages :

- Je l'ai personnellement supprimé au quotidien. Cela reste pour moi un plaisir très très occasionnel.

- Le fromage a une haute valeur nutritive et une présence importante de matières grasses. On distingue les différentes sortes de fromages selon leur teneur en lipides.

Fromages maigres	Fromages gras
Tomme de Savoie coulommiers fromages allégés	Quasiment tous les autres ! Camembert – bleus - brie gruyère/emmental – roquefort livarot / Munster - chèvre, etc..

Fruits :

A consommer 4 heures après le salé, ou à jeun le matin ou 1 ou 2h avant le repas.

- Pommes, pêches, poires, framboises...
- Fruits acidulés : orange, ananas, pamplemousse, citron...
- Fruits amylacés : Les limiter, sans les supprimer pour autant, bananes, châtaignes, fruits secs.

Ne pas grignoter entre les repas, mais boire de l'eau ou un thé, une tisane, en coupe faim si nécessaire.

Dès l'instant où vous respecter ce schéma, vous pouvez remplir l'assiette ! Je n'ai jamais eu faim en sortant de table, aucune de mes portions n'a été « anorexique » ni gargantuesque, j'ai continué à mettre du beurre dans mes légumes, féculents ou pas, à saler (raisonnablement) et poivrer mes plats, je ne me suis rien interdit (sauf le laitage au quotidien !).

<u>À TAAAAABLE</u> !!!

Lorsque l'amincissement est avéré et bien ancré au bout de 3 semaines environ, ne pas hésiter à se faire plaisir une fois par semaine avec ce que vous avez envie : pizza, raclette, plat en sauce !! Il est primordial que cette entorse ponctuelle soit possible pour le moral et surtout pour ne jamais avoir le sentiment qu'on ne peut plus rien manger et ressentir inconsciemment une privation de tout. Demandez à un enfant de ne plus faire telle ou telle chose, c'est à cause de cette interdiction formelle qu'il aura envie d'y contrevenir !

En respectant cette discipline alimentaire, je ne me suis privée de rien, sauf du laitage au quotidien. Je mange et bois occasionnellement comme tout le monde au resto ou entre amis. Pouvoir se permettre ces écarts ponctuels offre une approche positive de ce guideline, et ce en n'étant pas dans une démarche de suppression et une obsession du comptage de calories.

Une libération morale accompagne cette discipline de vie qu'il est facile d'appliquer sans y penser et d'en faire son mode d'alimentation quotidien. J'ai perdu progressivement des kilos, 15kg en 5 mois, doucement mais sûrement, cela est bien plus efficace que de perdre beaucoup très vite. Mon organisme s'est habitué à ce que je lui ai apporté et s'est adapté au fil du temps à ce rythme alimentaire.

Personnellement, pour libérer mon esprit de toute contrainte, j'ai cessé de me reporter au lexique très fourni des aliments compatibles ou pas, figurant dans le livre guide des combinaisons alimentaires évoqué en début d'ouvrage. Ce report continuel était devenu contraignant et pénible, d'autant que cet ouvrage est dense, ne permettant pas de retomber rapidement sur l'information recherchée. Je me suis responsabilisée en appliquant la règle générale développée précédemment, en me positionnant en artisan, voire amateur, de mon renouveau nutritionnel, sans vouloir systématiquement rechercher la combinaison de tous les aliments possibles et imaginables contenus dans ledit lexique. J'ai simplement établi le tableau synthétique figurant dans les pages suivantes qui m'a servi de référence de base générale et rapide.

Mes premiers résultats d'amincissement encouragés par une discipline finalement assez souple, bâtie très vite sur une auto-discipline, une liberté d'action, de décision, de choix, m'ont permis de me délivrer d'une réglementation assujettissante de ce lexique trop fourni. La pratique quotidienne de ce guideline et de mon tableau, m'a offert une émancipation et une autonomie de gestion.

INCORRECT

Lipides / Protéines	Principaux légumes non amylacés et Toutes verdures		Amylacés / Féculents
Viandes	Asperges	Endives	Céréales
Poissons	Aubergines	Épinards	Pois secs
Œufs	Brocolis	Haricots Verts	Marrons
Laitages :	Choux	Laitues	Citrouilles
Fromages,	Céleris	Navets	Courges
lait, yaourts...	Concombres	Oseilles	Pommes de
Arachides	Courgettes	Poireaux	terre
Noix	Choux de	Radis	Arachides
Céréales	Bruxelles		Artichauts
Olives		Choux-Fleurs*	Choux-fleurs*
Avocats		Carottes*	Carottes*
Pois		Betteraves*	Betteraves*
Haricots secs		Salsifis	Salsifis*

CORRECT → ← **CORRECT**

	Fruits acides	Fruits mi-acides	Fruits doux	
I N C O R R E C T	Agrumes	Abricots	Banane	I N C O R R E C T
	Ananas	Cerises	Dattes	
	Citrons	Figues	Poires	
	Oranges	Groseilles	Pruneaux	
	Fraises	Goyaves	Raisin	
	Kiwis	Mangues	Raisins secs	
	Tomates	Nectarines		
	Pample-mousses	Poires - Papayes		
		Pêches -Pommes		
		Prunes		

*Attendre 4 heures avant d'ingérer du sucré après le salé.   * Légèrement féculents)*

28

L'identification des différentes propriétés enzymiques de notre système digestif implique certaines secrétions digestives pour chaque forme de nourriture. La digestion est plus efficace et rapide si une seule sorte d'aliment est consommée pendant un même repas. Un aliment mélangé avec d'autres complique la digestion et la rend difficile, il est donc important lorsque nous mangeons des aliments variés de les choisir dans la même catégorie et possédant les mêmes propriétés enzymiques.

Une grande quantité de sucs digestifs est versée dans l'estomac en mangeant. Si l'on boit en mangeant (eau, ou tout autre liquide) ces sucs sont dilués. L'eau quitte donc l'estomac entraînant les sucs digestifs. La nourriture étant privée de ces derniers, la digestion est retardée, voire arrêtée. De plus l'absorption simultanée d'aliment et de liquide amène à mâcher trop rapidement sans mastiquer et saliver suffisamment. Il en résulte une fermentation et une très mauvaise digestion. Il est donc recommandé de boire de l'eau 15mns avant le repas.

Les desserts, gâteaux, glaces, compotes etc... mangés à la fin d'un repas sont superflus car l'estomac étant déjà gavé d'autres aliments il ne peut que se surcharger d'éléments formant des combinaisons impropres à une digestion aisée. C'est la raison pour laquelle il est recommandé d'attendre 4h que la digestion du salé soit faite avant de manger du sucré.
La règle qui ressort de ce principe est de **ne jamais manger des fruits en dessert après un repas**. Les fruits se digèrent vite s'ils sont consommés soit :

- 20 à 30 minutes avant un repas ,ou

- 4 heures après le salé du repas, ou

- En dehors lors d'un en-cas.

EPILOGUE

Je suis persuadée que l'état d'esprit joue un rôle important dans la réussite de cette perte de poids. Le stress du travail et des transports en moins, la sérénité d'un emploi du temps sans contraintes, ont peut-être déclenché inconsciemment une zénitude propice et opportune à cette perte de poids devenue possible à ce moment précis. Peut-être que si j'avais appliqué ce guideline, ne serait-ce que 4 ou 5 ans auparavant, il se serait soldé par un échec. Je ne saurai jamais.

Libérée, délivrée de kilos en trop je suis, libérée, délivrée je veux rester !

Vous qui allez décider de suivre cette hygiène alimentaire, tous mes encouragements vous accompagnent et vous soutiennent pour tendre vers la réussite qui sera la vôtre, je l'espère de tout cœur. Qui ne tente rien, n'a rien !

Regardez mes photos, « avant et après » ! Si elles peuvent vous donner la volonté d'agir, ce fascicule sera une victoire !

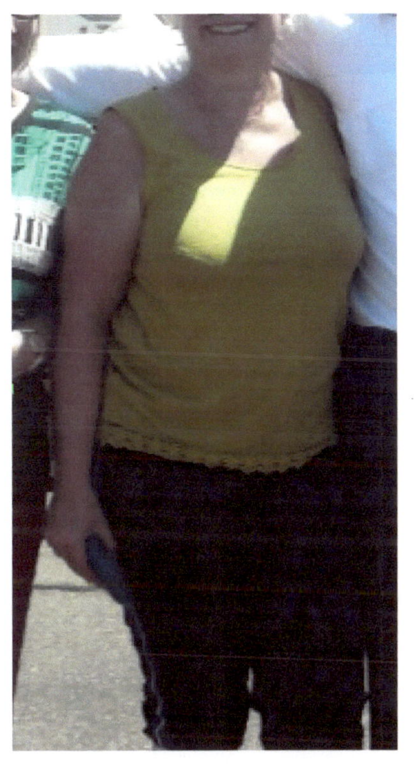

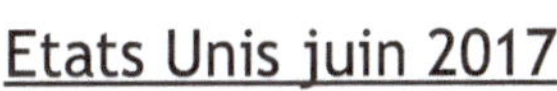

Etats Unis juin 2017

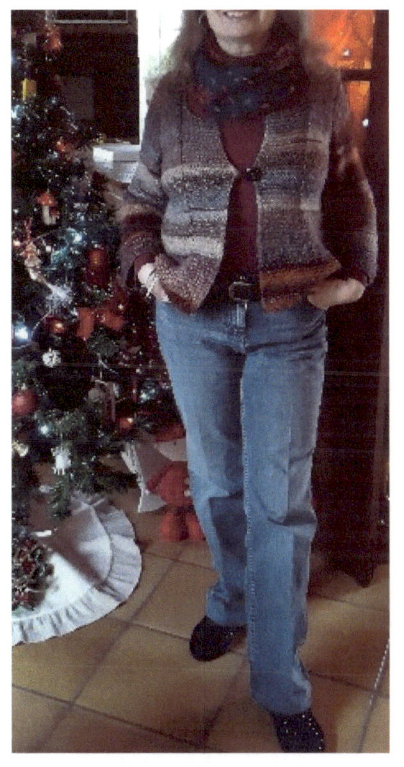

Noël 2017

Good luck !!!

TABLE DES MATIÈRES